Yaneir Wilson Laurencio
Nadiezha Valton Masso
Lesbia Marino Madariaga

CARCINOMA DE PULMÓN

Yaneir Wilson Laurencio
Nadiezha Valton Masso
Lesbia Marino Madariaga

CARCINOMA DE PULMÓN

UNA CARACTERIZACIÓN CLÍNICO PATOLÓGICA EN FALLECIDOS NECROSADOS

Editorial Académica Española

Imprint
Any brand names and product names mentioned in this book are subject to trademark, brand or patent protection and are trademarks or registered trademarks of their respective holders. The use of brand names, product names, common names, trade names, product descriptions etc. even without a particular marking in this work is in no way to be construed to mean that such names may be regarded as unrestricted in respect of trademark and brand protection legislation and could thus be used by anyone.

Cover image: www.ingimage.com

Publisher:
Editorial Académica Española
is a trademark of
Dodo Books Indian Ocean Ltd. and OmniScriptum S.R.L publishing group

120 High Road, East Finchley, London, N2 9ED, United Kingdom
Str. Armeneasca 28/1, office 1, Chisinau MD-2012, Republic of Moldova, Europe
Printed at: see last page
ISBN: 978-620-0-01355-2

AGRADECIMIENTOS

A mi familia, lo más importante de mi vida.

A mi madre, por su comprensión y ayuda en los momentos difíciles; ella me ha enseñado a ver el sol cuando el cielo estaba gris. Gracias por inculcarme todo lo que soy, por los valores y principios que me han hecho intentar ser mejor persona y profesional.

A mis hijos por ser fuente de inspiración y por su amor presente en cada momento de mi vida. A ellos, por su paciencia y apoyo incondicional. Gracias.

RESUMEN

El cáncer de pulmón es una enfermedad crónica no transmisible, en la actualidad es la primera causa de muerte relacionada con cáncer en las Américas. Las mayores tasas de incidencia y mortalidad por esta enfermedad se presentan en Norteamérica y Cuba, mientras que las tasas más bajas se registran en el Caribe. El estudio tiene como objetivo caracterizar a los fallecidos necrosados con el diagnóstico clínico patológico de carcinoma de pulmón en el Hospital General Docente “Dr. Agostinho Neto” de Guantánamo. Para ello se realizó un estudio descriptivo transversal, retrospectivo, en 114 fallecidos con el diagnóstico clínico patológico de carcinoma de pulmón en el período dado entre 2017-2020. En el estudio realizado el grupo de edad más afectado fue el de 51 a 70 años con 55.3%, la mayoría tenían procedencia urbana con 84.2%, no fumadores con 93% y sin antecedentes familiares de carcinoma de pulmón con 91.2 %. El mayor número de fallecidos eran trabajadores y jubilados con 67.51% y 24.6 % respectivamente. El tipo histológico más frecuente fue el carcinoma de células escamosas con 45.6%. En la distribución por etapa clínica fue más frecuente la etapa III de la enfermedad con 87.7%. Se caracterizó los fallecidos necrosados con carcinoma de pulmón en el Hospital General Docente “Dr. Agostinho Neto” en el período en estudio, teniendo en cuenta factores sociodemográficos, tipo histológico más frecuente y su relación con la etapa clínica al momento del diagnóstico.

ÍNDICE

Introducción	1
Objetivos	8
Fundamentos teóricos de la investigación	9
Diseño metodológico	26
Análisis y discusión de resultados	34
Conclusiones	53
Recomendaciones	54
Referencias bibliográficas	55

INTRODUCCIÓN.

La estructura de los pulmones está formada ingeniosamente para que pueda cumplir su función primordial, el intercambio de gases entre el aire inspirado y la sangre. El pulmón derecho se divide en tres lóbulos y el izquierdo solo en dos, el equivalente al lóbulo medio es la língula.

Las vías respiratorias (bronquios principales derecho e izquierdo) parten de la tráquea y a continuación se ramifican por dicotomía sucesivas, dando lugar a vías respiratorias cada vez más pequeñas. (1)

El sistema respiratorio se origina como un divertículo medio ventral de la pared de la faringe (intestino anterior), inmediatamente caudal a la eminencia hipo bronquial, denominado divertículo respiratorio o esbozo pulmonar, a mediados de la cuarta semana (25 somitas). Por tanto, el epitelio de revestimiento interno de la laringe, la tráquea y los bronquios, al igual que el de los pulmones, tiene origen endodérmico (parénquima). Los componentes cartilaginosos, musculares y tejido conectivo de la tráquea y los pulmones, en cambio, se derivan del mesodermo asplácnico (estroma). [(2)]

Los dos componentes principales del parénquima pulmonar son los bronquios, los bronquiolos (vías aéreas) y los alvéolos. Los alvéolos están revestidos por neumocitos tipo 1 y tipo 2 (granulares); estos últimos producen surfactante y son el principal componente proliferativo después de una lesión alveolar. [(2)]

Las paredes alveolares contienen capilares cuya membrana basal se fusiona con la del epitelio alveolar para constituir una sola membrana alveolo capilar. Las principales células del epitelio de los bronquios y bronquiolos son células basales, células neuro endocrinas (tipo Kulchitsky), células ciliadas, células serosas, células Clara, y células caliciformes (goblet). [1,2]

Las células caliciformes y ciliadas disminuyen en número a medida que se aproxima a los bronquiolos terminales, mientras que el número de células Clara aumenta proporcionalmente. Las células Clara tienen una función secretora y representan las principales células progenitoras después de una lesión bronquiolar. [1,2]

La estructura microscópica de las paredes alveolares (o tabiques alveolares) está formada, desde la sangre hacia el aire, por los siguientes componentes: El endotelio capilar y la membrana basal, el intersticio alveolar, formado por fibras elásticas finas, pequeños haces de colágeno, pocas células similares a fibroblastos, células musculares lisas, mastocitos e infrecuentes células mononucleares, es más llamativo en las porciones más gruesas del tabique alveolar. [3]

Las paredes alveolares no son sólidas, sino que están perforadas por numerosos poros de Kohn, que permiten el paso de aire, bacterias y exudados entre alvéolos adyacentes. Macrófagos alveolares, que habitualmente están libres dentro del espacio alveolar. [3]

El cáncer es un conjunto de enfermedades caracterizadas por la proliferación incontrolada de células, que se encuentran dañadas genéticamente. Estas células presentan dos características fundamentales que las hacen potencialmente peligrosas para el organismo. En primer lugar, se reproducen sin responder a los mecanismos de regulación y control y, por otra parte, invaden regiones o zonas que corresponden a otras células. [4]

El cáncer se origina por cambios genéticos adquiridos somáticamente, asociándose en ocasiones, a la existencia de predisposiciones hereditarias. Es una enfermedad genética que ocurre en el ámbito celular, como resultado de la acumulación de mutaciones en genes que controlan la división y muerte de las células. [5]

Estas alteraciones genéticas constituyen el principal factor iniciador, siendo también responsables de la progresión tumoral. Los cánceres se clasifican según el tejido y tipo celular a partir del cual se originan.

Los que proceden de células epiteliales se denominan carcinomas. La gran mayoría de los cánceres pertenecen a este grupo (alrededor del 90%), en el que se incluyen los que afectan a muchos de los órganos internos, dentro de estos el Pulmón. [5]

En los umbrales del siglo XX, el carcinoma de pulmón constituyó una curiosidad médica. El carcinoma de pulmón a principio del presente siglo causó el 1% de todas las muertes, pero esto se ha incrementado progresivamente y hoy en día resulta una de las primeras causas de muerte por cáncer en el mundo. Igualmente se ha aumentado su frecuencia relativa respecto a otras neoplasias. [6]

En la actualidad el carcinoma de pulmón es el tercer tipo de cáncer más frecuente y la primera causa de muerte relacionada con cáncer en las Américas, con más de 324.000 nuevos casos y cerca de 262.000 muertes cada año. Las mayores tasas de incidencia y mortalidad por esta enfermedad en las mujeres se presentan en Norteamérica y Cuba, mientras que las tasas más bajas se registran en el Caribe. (6)

En el pulmón la mayoría de los tumores que se originan son carcinomas broncógenos (90 a 95 %). Aproximadamente, el 5 % son carcinoides bronquiales y el 2 al 5 % son tumores mesenquimales y de tipo diverso. El término broncógeno indica que el origen de estos tumores es el epitelio bronquial y a veces el bronquiolar. (4)

Si las células tumorales permanecen agrupadas en una masa sólida aislada localizada se trata de un tumor benigno. Si las células pueden escapar del tumor, invadir los tejidos adyacentes, pasar al torrente circulatorio, invadir ganglios y formar tumores secundarios en otras zonas alejadas se trata de un tumor maligno o cáncer, propiamente dicho. Este proceso de diseminación de un tumor en otras regiones se denomina metástasis. (4)

La incidencia del carcinoma de pulmón, según el informe de 2019, en España, se estima de 277,234 para este año, 2 % más que en el 2015, cuando las cifras de nuevos casos fueron de 247,000. Además, la supervivencia en España sigue en ascenso en los últimos tiempos, siendo de 53 % a los 5 años, similar a la de los países del entorno. (7)

Si no se tomara acción se prevé que para el 2030, el número de personas diagnosticadas con carcinoma de pulmón aumentará a un 32% y ascenderá a más de 5 millones de personas por año en las Américas, debido a que la población está en envejecimiento, hay variación en los estilos de vida y en la exposición a factores de riesgo. [7]

Es válido señalar que en Cuba el carcinoma de pulmón es la primera causa de muerte en la mujer, no así en el hombre, que es la segunda, solo precedido por el cáncer de próstata, según el anuario estadístico actual. [7]

En los últimos años, el conocimiento biológico de diversas enfermedades oncológicas se ha incrementado, en gran parte gracias al desarrollo tecnológico que ha permitido exitosas investigaciones en el campo genético molecular. [8]

Estos conocimientos han sido trasladados a la clínica, de tal manera que se determina una estrecha correlación entre la biología molecular de las neoplasias malignas y el comportamiento clínico de estas y más aún, con la posibilidad de plantear terapias personalizadas. [6]

El desarrollo del cáncer implica la presencia de varias alteraciones genéticas en las células; sólo una alteración no es suficiente para originarlo. Estas mutaciones se acumulan en las células somáticas a lo largo de la vida, por lo que la probabilidad de desarrollar cáncer, en la mayoría de los casos, aumenta considerablemente con la edad. [6]

Para el diagnóstico del carcinoma de pulmón existen múltiples procedimientos, entre invasivos y no invasivos los cuales se utilizan dependiendo de tamaño y localización del tumor, los más utilizados son la broncoscopía con o sin técnicas histológicas asociadas (cepillado, bronco aspirado (biopsia bronquial), Tomografía Axial

Computarizada, biopsia por aspiración con aguja fina y el estudio citológico del esputo.[9]

Fundamentación

El carcinoma de pulmón constituye un problema de salud a nivel global, con un estimado anual de 1,69 millones de defunciones según la Organización Mundial de Salud (OMS), por lo que es identificado como el tipo de cáncer con mayor número de fallecidos en el mundo. Por tanto, es considerado hoy en día como una de las primeras causas de muerte a nivel mundial. [7]

Por su parte, Cuba, en el año 2019 registra 48 617 nuevos casos de cáncer de pulmón, de los cuales fallecieron a causa de esta enfermedad 24912; por lo que el cáncer de pulmón constituye la segunda causa de muerte en el país; solo precedido por las enfermedades cardiovasculares. [10]

En el caso de la provincia Guantánamo, en el año 2022 se registraron 969 defunciones por carcinoma de pulmón, y es la segunda causa de muerte, en ese sentido, se evidencia un comportamiento similar al país. Se resaltan las mayores incidencias en el municipio de Guantánamo, en el consejo popular Sur. [10]

Razón por la cual se hace necesario caracterizar a los fallecidos necrosados con diagnóstico clínico patológico de carcinoma de pulmón en el Hospital General Docente en el período de estudio para facilitar el conocimiento, orientar los procedimientos diagnósticos y dar seguimiento activo, con la intención de favorecer la calidad de vida de las personas con cáncer a través de acciones que faciliten la accesibilidad de la asistencia médica.

La presentación del carcinoma de pulmón constituye no solo un problema de salud, sino también un problema social y económico.

La experiencia de la autora como residente de la especialidad de Anatomía Patológica del Hospital General Docente "Dr. Agusthino Neto" de Guantánamo, le ha permitido realizar las indagaciones empíricas durante el ejercicio de su profesión, así como la sistematización realizada a cerca de la temática evidencian que existen insuficiencias relacionadas con:

- Diagnóstico tardío a pacientes con cáncer del pulmón, lo cual repercute en la alta mortalidad a causa de esta enfermedad.
- Insuficiencias en la realización de la historia clínica con un enfoque integral del paciente.

A partir de estas problemáticas se plantea el siguiente problema científico: ¿Cuáles son las características clínico patológicas de los fallecidos necrosados con carcinoma de pulmón en el Hospital General Docente "Dr. Agostinho Neto" en el período de 2017 hasta 2020?

OBJETIVOS

General:

- Caracterizar a los fallecidos necrosados con diagnóstico clínico patológico de carcinoma de pulmón en el Hospital General Docente en el período 2017-2020.

Específicos:

- Identificar los factores sociodemográficos presentes en los fallecidos estudiados.
- Determinar el tipo histológico más frecuente.
- Analizar la relación entre etapa clínica y tipo histológico.

Fundamentos teóricos de la investigación.

Definición del carcinoma de pulmón.

Es el tumor maligno de origen epitelial localizado en bronquios, bronquiolos y alveolos, cuyo crecimiento excede al de los tejidos normales y no está coordinado con el mismo, el mismo persiste tras el cese de los estímulos que le dieron origen.

Epidemiología del carcinoma de pulmón.

El carcinoma de pulmón ocurre principalmente en personas de edad avanzada. La mayoría de las personas diagnosticadas tienen 65 años o más, un número muy pequeño de personas tienen menos de 45 años.

La edad media de las personas en el momento del diagnóstico es aproximadamente de 70 años. Se diagnostica más en hombres que en mujeres, aunque en los últimos años ha incrementado el diagnóstico de esta enfermedad en estas últimas. [4]

El desarrollo del cáncer implica la presencia de varias alteraciones genéticas en la célula; una sola alteración no es suficiente para originarlo. Estas mutaciones se acumulan en las células somáticas a lo largo de la vida, por lo que la probabilidad de desarrollar cáncer, en la mayoría de los casos, aumenta considerablemente con la edad. [4]

En el carcinoma pulmonar ha habido una serie de cambios epidemiológicos en las últimas décadas. Ha disminuido la frecuencia del carcinoma que se asocia al tabaco (Carcinoma escamoso y carcinoma de células pequeñas), y se han incrementado los adenocarcinomas, los que no se asocian a este elemento nocivo, de forma importante, en la población femenina, lo que se une a mutaciones genéticas descubiertas en los últimos años. (5)

Etiología del carcinoma de pulmón

Los factores etiológicos del carcinoma de pulmón incluyen, el consumo de tabaco, antecedentes familiares o personales de cáncer de pulmón. El uso nocivo del alcohol, obesidad, baja ingesta de frutas y vegetales y falta de actividad física. (7)

Con el consumo de tabaco su relación depende fundamentalmente de la cuantía del consumo diario; la tendencia a inhalar el humo y la duración del hábito de fumar.

Los fumadores desarrollan alteraciones atípicas e hiperplasias epiteliales. Entre las sustancias cancerígenas que se han encontrado en el humo del tabaco, se encuentran: (hidrocarburos aromáticos policíclicos como el (benzo pireno) y los agentes promotores, como los derivados del fenol. También se han encontrado elementos radiactivos como:(polonio-210, carbono-14, potasio-40) y otros contaminantes como arsénico, níquel, mohos y aditivos.

Los riesgos industriales, son otro de los factores etiológicos del carcinoma de pulmón. Radiaciones, el uranio, amianto, níquel, cromatos, carbón, gas, mostaza, arsénico, berilio y hierro, trabajadores de periódicos, minas de oro y las personas que trabajan con halo éter, son factores etiológicos menos frecuentes, pero en general si tienen una influencia muy negativa en las personas que se exponen a ellos, la contaminación atmosférica por radón, sobre todo, en locales cerrados o en viviendas ubicadas donde existe este producto en el suelo. [11]

La observación ocasional de grupos familiares sugiere que exista una predisposición genética, ya que en cada una de las generaciones se presenta esta enfermedad incluso en ausencia aparente de influencia de factores de riesgo externos.

En ocasiones el carcinoma de pulmón se localiza en las proximidades de una cicatriz y se le denomina cáncer cicatrizal, estos tumores se asocian fundamentalmente a las cicatrices producidas en zonas de infartos antiguos, cuerpos extraños de metal, heridas e infecciones granulomatosas como la tuberculosis. [12]

Clasificación del carcinoma de pulmón.

En general, tanto en el carcinoma de pulmón como en otras neoplasias malignas, las clasificaciones histomorfológicas se integran a los conocimientos biológicos (genéticos, moleculares e inmunofenotípico) y clínicos para desarrollar clasificaciones con sentido práctico, que permitan predecir la evolución clínica y dar un tratamiento personalizado, eficaz y curativo.

Antecedentes del carcinoma de pulmón:

Una de las primeras clasificaciones del carcinoma de pulmón fue propuesta por Marchesani en 1924. En esta se dividió al cáncer de plumón en cuatro tipos principales, uno de los cuales fue el adenocarcinoma de células cilíndricas. Esta clasificación estuvo vigente por 25 años, pero luego de la segunda guerra mundial, la frecuencia del cáncer pulmonar incrementó notablemente y se convirtió en un problema de salud pública. [13]

En 1967, la organización mundial de la salud (OMS) publicó su primera clasificación, luego de un amplio consenso entre patólogos expertos, en la que consideraron los siguientes tipos: Carcinoma epidermoide, Carcinoma de células pequeñas anaplásicos, Adenocarcinoma, con los subtipos broncogénicos, acinar, papilar y bronquioloalveolar, Carcinoma de células grandes anaplásico, con los subtipos sólidos con mucina, sólidos sin mucina, de células gigantes y de células claras y el combinado(carcinoma epidermoide y adenocarcinoma).

Se puede advertir, esta clasificación se basaba, fundamentalmente, en aspectos morfológicos de las neoplásias, aunque también en las ubicaciones anatómicas y curso clínico.

En 1981, la OMS, publicó una nueva clasificación, basada en la anterior, pero con algunas modificaciones. Se consideraron dentro de los tumores epiteliales, 8 tipos principales que incluía (carcinoma escamoso, adenocarcinoma, carcinoma de células pequeñas y carcinoma de células grandes, se describían además 70 seudotumores de la pleura o pulmón. Ya en esta clasificación se reconoce la relación entre el curso clínico y los tipos histológicos principales. [14]

En 2004 luego de una reunión consenso de Lyon, la OMS en consenso con la IASLC (International Association for the Study of Lunch Cancer), publicó una clasificación oficial, en esta ocasión se enfatizaron los criterios histológicos de las neoplasias epiteliales, aunque se reconoció la importancia de los exámenes auxiliares en patología. [15]

La clasificación de la OMS en el 2004 define las siguientes neoplasias epiteliales malignas:

- Carcinoma de células escamosas y sus variantes(papilar, células claras, células pequeñas, basaloide)
- Carcinoma de células pequeñas y su variante combinada.
- Adenocarcinoma y sus tipos(acinar, papilar, bronquioloalveolar, mucinoso y no mucinoso, mixto, sólido con producción de mucina, variantes diversas)
- Carcinoma de células grandes y sus variantes(neuroendocrino, combinado, basaloide, tipo linfoepitelioma, células claras con fenotipo rabdoide)
- Carcinoma adenoescamoso.
- Carcinoma sarcomatoide y sus tipos(Pleomorficos, de células fusiformes, de células gigantes, carcinosarcomas, blastoma pulmonar)
- Tumor carcinoide(Típico y atípico)
- Tipo de glándulas salivales (mucoepidermoide, adenoide quístico, epitelial-mioepitelial)

En cuanto a las lesiones pre invasivas se definió la hiperplasia adenomatosa atípica (AAH), como una proliferación localizada de células alveolares con atipia leve a moderada, sin inflamación ni fibrosis y con una imagen radiológica característica en vidrio esmerilado. La hiperplasia atípica de células endocrinas (DIPNECH) se definió como la presencia de pequeñas proliferaciones multifocales de células neuroendocrinas en el epitelio bronquiolar o bronquioloalveolar, con posible compromiso del intersticio adyacente. [15]

Bases de la clasificación de la OMS de carcinoma de pulmón en 2015.

Dado el importante y rápido avance del conocimiento de los mecanismos genéticos y moleculares en la patogénesis del cáncer de pulmón y su gran relevancia en el tratamiento de esta enfermedad, la OMS se propuso hacer una revisión de la clasificación, sobre todo en relación con el adenocarcinoma.

Tres sociedades auspiciaron esta revisión, la ASLC, ERS y la ATS, el grupo de investigadores estuvo liderado por William D Travis, Elizabeth Brambilla y Masayuqui Noguchi. Las recomendaciones se hicieron de acuerdo con los siguientes tópicos [16]

1. Hallazgos moleculares. La identificación de mutaciones, translocaciones y otras alteraciones genéticas que son para subgrupos de carcinomas pulmonares (generalmente adenocarcinoma) ha permitido el diseño de terapias dirigidas con respuestas exitosas. Los genes alterados incluyen EGFR, KRAS, ALK, ROS, ERB2, BRAF, MET, etc y son la base actual de la clasificación molecular de los carcinomas pulmonares con fines de los tratamientos dirigidos. Esta clasificación no remplaza a la clasificación histológica, sino, la enriquece.

2. Muestras pequeñas o citológicas. Estas se basan en la importancia definir un diagnóstico entre el adenocarcinoma o carcinoma escamoso, dado que en el primer caso puede haber respuestas a inhibidores de tirosina quinasa (TKI) o a ciertas

drogas como pemetexed y el segundo caso puede haber gran toxicidad por agentes como bevacizumab. Para esto se recomienda el uso de marcadores de inmunohistoquímica (IHQ), aunque en forma limitada (TTF1 Y NAPSIN-A para adenocarcinoma y P40 para carcinoma escamoso). Las recomendaciones son las siguientes:

Para muestras pequeñas o citológicas, se recomienda que los carcinomas de pulmón de células no pequeñas (NSCLC, por sus siglas en inglés) sean clasificados como adenocarcinoma o carcinoma de células escamosas en la medida de lo posible. En estos casos, se recomienda que el termino NSCLC sea muy limitado y solo se utilice solo cuando no ha sido posible llegar a un diagnóstico específico por morfología o IHQ.

3. Recomendaciones para adenocarcinoma. Se hicieron las recomendaciones de: no usar el término bronquioloalveolar, debido a que sus criterios diagnósticos corresponden a adenocarcinoma in situ (AIS), denominación adecuada para estas lesiones. Para adenocarcinomas solitarios con patrón lipídico puro (antes BAC) de más de 3 cm, se recomienda usar el término AIS.

La resección quirúrgica completa de estas lesiones son curativas al 100%. La gran mayoría de AIS son no mucinosos. Para adenocarcinoma solitario focal (mayor de 3 cm), con patrón lipídico predominante y focos de invasivos microscópicos de 0,5 cm o menos, se recomienda usar el nuevo término de adenocarcinoma mínimamente invasivo (MIA).

Estos pacientes tienen cerca del 100% de sobrevida libre de enfermedad si se realiza la resección completa de la neoplasia. La mayoría de estos tumores son no mucinosos.

Para adenocarcinoma invasivo, se sugiere hacer la subtipificación de acuerdo con sus patrones histológicos, de manera semi cuantitativa, en incremento del 5% y escoger un patrón único predominante. Se recomienda que el porcentaje de los subtipos sean reportados.

En pacientes con adenocarcinomas múltiples, se sugiere la subtipificación histológica en comparación con la muestra compleja heterogénea de patrones histológicos, para determinar si el tumor es metastásico o un primario aislado, metacrónico o sincrónico. Para el adenocarcinoma no mucinoso, previamente clasificado como subtipo mixto, en el cual el subtipo predominante consiste en un antes denominado BAC no mucinoso, se recomienda usar el término adenocarcinoma predominantemente lipídico y descontinuar el término, subtipo mixto.

En adenocarcinoma temprano, se recomienda adicionar como subtipo mayor al adenocarcinoma predominantemente micropapilar, cuando sea el caso, ya que este es de pobre pronóstico. Para los adenocarcinomas antes clasificados como BAC mucinoso, se recomienda separarlo del adenocarcinoma antes denominado BAC no mucinoso y, dependiendo de la extensión del crecimiento, lipídico o invasivo, clasificarlos como AIS mucinoso, MIA mucinoso o para tumores abiertamente invasivos, adenocarcinoma invasivo.

De acuerdo a lo anterior, el adenocarcinoma in situ se define como una lesión en la cual el único patrón de crecimiento de las células tumorales es a lo largo de las paredes alveolares, sin invasión al intersticio. Los otros patrones de crecimiento son los relacionados con el adenocarcinoma invasivo, que mantienen los tres patrones de clasificación OMS 2004 (acinar, papilar, sólido) pero adiciona, como ya se mencionó, al micropapilar. Una gran proporción de adenocarcinomas resecados muestran, al menos dos patrones diferentes.

En la nueva clasificación se reconoce el subtipo entérico, con características histomorfológicas e inmunohistoquímica similares al primario intestinal y se han descartado los tipos: células en anillo de sello y de células claras, pues corresponden más a variantes citológicas que pueden verse en los subtipos de adenocarcinoma. (17)

1. Carcinoma de células escamosas.

En este tipo de carcinoma, se han descartado los subtipos considerados en la clasificación anterior (papilar, células claras y células pequeñas), por su poca relevancia clínica y las dificultades para definirlos adecuadamente.

Se mantiene el tipo basaloide debido a su impacto pronóstico desfavorable. Aunque no son frecuentes, se han identificado algunas alteraciones moleculares que podrían tener relevancia para tratamiento dirigido como son amplificación de FGFR1 (20% de los casos) y PI3K (8%), mutaciones de DDR2 (3%) y de FGFR3 (1 %). Se ha remarcado la importancia del uso de la IHQ para diferenciarlo de adenocarcinoma en los casos poco diferenciados (P40, TTF1, NAPSIN-A) por las razones ya expuestas.

2. Tumores neuroendocrinos.

Dada las diferencias clínicas, epidemiológicas, moleculares y genéticas entre los tumores carcinoides y los carcinomas neuroendocrinos, estas neoplasias se mantienen separadas. Se consideran dos tipos de carcinoma neuroendocrinos: de células pequeñas y de células grandes.

Aunque ambas tienen ciertas semejanzas moleculares y epidemiológicas, aun no se justifica integrarlas en una sola entidad. La hiperplasia de células neuroendocrinas pulmonar idiopática difusa se describe como una lesión pre invasiva.

3. Carcinoma de células grandes y carcinoma sarcomatoide.

El carcinoma de células grandes pierde diferenciación morfológica e inmunofenotípica de linaje escamoso o glandular, de tal manera que corresponde a un carcinoma indiferenciado. El carcinoma sarcomatoide es un término genérico que engloba a los carcinomas pleomorficos, fusocelular, de células gigantes, carcinosarcoma y blastoma pulmonar.

4. Carcinoma NUT.

Este raro carcinoma corresponde a una neoplasia poco diferenciada que se asocia a un rearreglo cromosómico en el gen NUT. Es una translocación entre este gen (NUTM1), ubicado en el cromosoma 15p14 y otros genes como BDR4 y BDR3. Se presenta en todas las edades, pero con mayor frecuencia en niños o adultos jóvenes.

Clasificación actual de carcinoma de pulmón OMS 2015 (adenocarcinoma)

Neoplasia maligna epitelial con diferenciación glandular. [18]

a. Lepídico: constituido por neumocitos tipo II. Crece a lo largo de la superficie de las paredes alveolares, con áreas invasivas de, más de 5mm.
b. Acinar: estructura glandular con lumen central rodeado por células tumorales.
c. Papilar: crecimiento papilar de las células neoplásicas glandulares a lo largo de un core fibrovascular.
d. Micropapilar: crecimiento en pequeños nidos papilares sin core fibrovascular.
e. Sólido: patrón predominante sin evidencia de patrón lepídico, acinar, papilar o micropapilar. Si el patrón sólido es del 100%, debe haber, al menos 5 o más células productoras de mucina por cada dos campos de alto poder, comprobadas con tinción de histoquímica.
f. Invasivo mucinoso: corresponde al antes denominado BAC mucinoso con morfología columnar o de células caliciformes con abundantes mucina intracitoplamática. Además del patrón lepídico, también puede presentarse con otros patrones.
g. Coloide: muestra abundante mucina reemplazando los espacios aéreos.
h. Fetal: estructura histológica semejante a tejido pulmonar fetal. Puede ser de tipo de alto o bajo grado.
i. Entérico: estructura histológica semejante al adenocarcinoma colorrectal.

j. Adenocarcinoma mínimamente invasivo: Adenocarcinoma solitario, de tamaño igual o menor de 3cm, con patrón lepídico, no mucinoso predominante y con invasión de hasta 5mm en dimensión máxima.
k. Lesiones preinvasivas: hiperplasia adenomatosa atípica: proliferación atípica localizada de neumocitos tipo II o de células claras, de hasta 0,5 cm en dimensión máxima.

Adenocarcinoma in situ: adenocarcinoma localizado, usualmente no mucinoso, de hasta 3 cm en dimensión máxima, que crece a lo largo de estructuras alveolares preexistentes, en un patrón lepídico puro, sin invasión estromal ni vascular.

Factores pronósticos del carcinoma de pulmón.

Incluye localización, diámetro del tumor, la presencia o no de metástasis regionales y a distancia y la etapa clínica en el que se realiza el diagnóstico, resecabilidad y administración de quimioterapia. [(19)]

Histología del carcinoma de pulmón.

Las características histológicas son de acuerdo a su histogénesis y la diferenciación celular: [3]

- Carcinoma escamoso. Formación de globos córneos, presencia de puentes intercelulares y queratinización individual celular, características de anaplasia con mitosis atípicas frecuentes. Metastizan a ganglios linfáticos, cerebro, pulmón, hígado, etc. Es la variedad que más se relaciona con el hábito de fumar.

- Carcinoma indiferenciado de células pequeñas: Se caracteriza por la presencia de células de aspecto linfocitoide, fusiformes y en algunos casos células poligonales grandes.

- Adenocarcinoma. Se caracteriza por la formación de estructuras glandulares con diferentes grados de diferenciación. Se pueden observar otras variedades con formación de papilas, que son los papilares y con muco secreción que son los mucos productores.

Los carcinomas indiferenciados de células grandes se plantea que en muchas ocasiones provienen de un carcinoma escamoso o un adenocarcinoma que se ha indiferenciado, en ellos se observan la presencia de células grandes y gigantes.

Estadificación del carcinoma de pulmón.

El cáncer de pulmón no microcítico se clasifica en varias etapas siguiendo un sistema bastante complejo conocido por las siglas TNM. Esto permite, en primer lugar, distinguir los pacientes curables de los que no lo son y en segundo lugar, calcular la probabilidad de curarse. [20]

La T hace referencia al tamaño del tumor. Tx (citología positiva en secreciones bronquiales pero no observable en Rx, TAC o broncoscopía) Se clasifica entre T1 y T4, según el tumor sea más voluminoso o afecte estructuras cercanas importantes como los bronquios principales, las arterias o el corazón.

- T0 Sin evidencia de tumor primario.

- Tis: Carcinoma in situ.

- T1: Tumor de 3 cm o menos en su diámetro mayor, rodeado de pulmón o pleura visceral, y sin evidencia broncoscópica de invasión más proximal que el bronquio lobar.
- T2: Tumor con cualquiera de los siguientes datos en relación al tamaño o a la extensión:(Más de 3 cm en su diámetro mayor, afecta el bronquio principal a 2 cm o más de la carina principal, invade la pleura visceral, asociado con atelectasia o neumonitis obstructiva que se extiende a la región hiliar pero no afecta a un pulmón entero).
- T3: Tumor de cualquier tamaño que directamente invade cualquiera de lo siguiente: pared torácica (incluye tumores del surco superior), diafragma, pleura mediastínica o pericardio parietal; o tumor en el bronquio principal a menos de 2 cm de la carina principal (1), pero sin afectación de la misma; o atelectasia o neumonitis obstructiva asociada del pulmón entero.
- T4: Tumor de cualquier tamaño que invade cualquiera de lo siguiente: mediastino, corazón, grandes vasos, tráquea, esófago, cuerpo vertebral, carina; nódulo/s tumoral separado del original en el mismo lóbulo; tumor con derrame pleural maligno.

La N indica si están o no afectados los ganglios cercanos. Nx (No se satisfacen los requisitos mínimos para el acceso a los ganglios regionales). (N0) significa que no lo están. La afectación de los ganglios es un factor pronóstico muy importante que se gradúa de N1 a N3. Conocer si están o no invadidos los ganglios más centrales del tórax, en la región mediastínica. Generalmente, la afectación del mediastino significa que el tumor es inoperable.

- N0: Sin metástasis ganglionares regionales.
- N1: Metástasis en los ganglios peribronquiales y/o hiliares ipsilaterales, incluyendo la extensión directa.
- N2: Metástasis en los ganglios mediastínicos ipsilaterales y/o subcarinales.
- N3: Metástasis en los ganglios mediastínicos contralaterales, hiliares contralaterales, escalénicos o supraclaviculares (ipsi o contralaterales).

La M indica la presencia o no de metástasis.

- MX: No se puede valorar la presencia de metástasis a distancia.
- M0: No metástasis a distancia.
- M1: Metástasis a distancia que incluye nódulo/s tumoral en otro diferente lóbulo ipsio contralateral.

Clasificación de estadios

- Oculto Tx N0 M0
- Estadio 0 Tis N0 M0
- Estadio IA T1 N0 M0
- Estadio IB T2 N0 M0
- Estadio IIA T1 N1 M0
- Estadio IIB T2 N1 M0 / T3 N0 M0

- Estadio IIIA T1-3 N2 M0 / T3 N1 M0
- Estadio IIIB T4 N0-3 M0 / T1-3 N3 M0
- Estadio IV T1-4 N0-3 M1.

El infrecuente tumor superficial de cualquier tamaño con el componente invasivo limitado a la pared bronquial, que se puede extender proximalmente al bronquio principal, también se clasifica como T1.

La mayoría de los derrames pleurales asociados con el cáncer de pulmón se deben al tumor. Sin embargo, hay algunos pacientes en quienes múltiples estudios citopatológicos del líquido pleural son negativos para tumor.

En estos casos, el líquido no es hemático y no es un exudado. Cuando estos elementos y el juicio clínico indican que el derrame no se relaciona con el tumor, se debería excluir el derrame como elemento de clasificación, y el paciente debería ser considerado como T1, T2 o T3.

Los grandes vasos (T4) son: Aorta, vena cava superior, vena cava inferior, tronco de la arteria pulmonar, segmentos intrapericárdicos del tronco de la arteria pulmonar derecha o izquierda, segmentos intrapericárdicos venas pulmonares superiores o inferiores, derechas o izquierdas.

Comentarios adicionales a la clasificación clínica (pre-toracotomía) (AJCC-UICC-1993; SEPAR-1998)

Los pacientes con un derrame pleural maligno, es decir, con citología positiva para cáncer o clínicamente relacionado con la neoplasia subyacente se codifican como T4.

El derrame pericárdico se clasifica de la misma manera que el derrame pleural. La afectación directa del pericardio parietal se clasifica T3; la afectación del pericardio visceral, T4.

La parálisis de cuerda vocal (resultante de la afectación de la rama recurrencial del nervio vago), la obstrucción de vena cava superior, o la compresión de la tráquea o el esófago se pueden relacionar con extensión directa del tumor primario o con afectación ganglionar. Las opciones terapéuticas y el pronóstico asociado con estas manifestaciones de extensión de la enfermedad entran en la categoría T4-estadio IIIb; por tanto, se recomienda una clasificación T4. Si el tumor primario es periférico y claramente no relacionado con la parálisis de cuerda vocal, obstrucción de vena cava superior, o compresión de la tráquea y esófago, entonces es adecuada la clasificación ganglionar según las reglas establecidas.

La invasión del nervio frénico, que invariablemente indica extensión directa del tumor primario, se clasifica como T3. Los focos tumorales pleurales que no están en continuidad con el tumor primario deben ser considerados como T4.

Una lesión discontinua por fuera de la pleura parietal en la pared torácica o en diafragma debe ser considerada como M1. Los tumores periféricos que invaden directamente la pared torácica y las costillas se clasifican como T3.

DISEÑO METODOLÓGICO

Tipo de estudio: Para alcanzar los objetivos propuestos en la investigación se realizó un estudio descriptivo transversal retrospectivo.

Población y muestra

La población de estudio representa el conjunto de individuos que deseamos estudiar y que reúnen unas características determinadas. La muestra de estudio es el subconjunto de la población que está siendo estudiada con características particulares, para sacar conclusiones de esa población.

La población estuvo formada por 155 fallecidos con diagnóstico de carcinoma de pulmón en la necropsia, la muestra fueron seleccionados por muestreo no probabilístico intencional, teniendo en cuenta los criterios de inclusión y exclusión, quedó constituida por 114 fallecidos necrosado con diagnóstico histológico de carcinoma de pulmón antes del fallecimiento.

Criterios de inclusión

- Fallecidos con carcinoma de pulmón que se le haya realizado necropsia en el HGD
- Que el fallecimiento haya ocurrido en el período comprendido entre enero del 2017 hasta diciembre del 2020.
- Diagnóstico histológico de carcinoma de pulmón antes del fallecimiento.

Criterios de exclusión

- Fallecidos con carcinoma de pulmón que no hayan sido necrosados.

- Documentación que no recoja todos los datos necesarios para la investigación.
- Fallecidos con diagnóstico de carcinoma de pulmón secundario o metastásico.

Operalización de las variables.

Las variables constituyen las diferentes formas o manifestaciones de una cierta característica o fenómeno"; en el contexto de la investigación, una variable es un hecho, un fenómeno que puede asumir diferentes formas, manifestaciones o valores.

Las variables se operacionalizaron como a continuación se expresa:

- Variable grupo de edad: variable cuantitativa discreta, independiente. Es un rango o conjunto etario, formado por personas que comparten edad o momento vital, que resultan de interés estadístico o académico. Calculando los años a partir de la fecha de nacimiento

Escala de clasificación: Intercalar. Se operacionalizaron en tres grupos

- Grupo 1. De 20 años hasta 50 años
- Grupo 2. De 51 años hasta 81 años
- Grupo 3. Más de 81 años

Expresión final de la variable: Se considera según la fecha de nacimiento descrita en la historia clínica.

- Variable: características socio demográficas: cualitativa nominal politómica discreta, independiente. Son las características generales de un grupo poblacional. Estos rasgos dan forma a la identidad de los integrantes de esta agrupación.

Las variables se operacionalizaron como a continuación se expresa: residencia (urbana o rural), Hábito de fumar (si o no), antecedentes patológicos familiares de carcinoma de pulmón (si o no), ocupación (trabajador, estudiante, jubilado, ama de casa o desocupado).

1. Residencia (cualitativa nominal dicotómica discreta, independiente)

- Categorías: urbana, rural.
  - ✓ Urbana: son aquellos donde se encuentra la ciudad, pueblos grandes o metropolitanos. La densidad de población es más alta, con un mínimo de habitantes de 2,500 habitantes y se caracteriza por el desarrollo de una economía diversa, enfocada en el sector secundario y terciario.
  - ✓ Rural: adjetivo que se utiliza para indicar a lo relativo al campo y los trabajadores de la agricultura y ganadería. Se caracteriza por tener menor cantidad de habitantes en comparación con su espacio geográfico, que suele ser más extenso. Desarrollo de la economía primaria.

Expresión final de la variable: lugar en donde residían en el momento del diagnóstico.

2. Hábito de fumar: Cualitativa nominal dicotómica discreta, independiente. Es el consumo usual de cualquier producto del tabaco. Es una conducta aprendida por el individuo.

- Categorías: si, no.

Expresión final de la variable: se considera si el paciente era fumador o no en el momento del diagnóstico.

3. APF de cáncer de pulmón Cualitativa nominal dicotómica discreta, independiente)

Es el registro de Carcinoma de pulmón en familiares biológicos de un individuo, tanto vivo como muerto. Es la predisposición o susceptibilidad genética que influye en el fenotipo de un organismo individual, o de una especie particular.

- Categorías: si, no.

Expresión final de la variable: se considera la presencia o no de esta según lo descrito en la historia clínica.

4. Ocupación: cualitativa nominal politómica discreta, independiente.

Es la clase o tipo de trabajo desarrollado con especificación del puesto de trabajo.

- Categorías: (Trabajador, estudiante, jubilado, ama de casa o desocupado).
  - ✓ Trabajador: es la persona física que presenta a otra física o moral, un trabajo personal subordinado.
  - ✓ Estudiante: es la persona que causa estudios en un centro docente.
  - ✓ Jubilado: persona que ha alcanzado la situación de retiro o jubilación.
  - ✓ Ama de casa: es la persona que tiene como ocupación principal el hogar, dedicándose tanto al trabajo

reproductivo como a las tareas domésticas sin remuneración.

- ✓ Desocupado: persona que está inactivo. Que está vacío de cosas o libre para emplearlo alguien.

Expresión final de la variable: se considera la presencia o no de esta según lo descrito en la historia clínica.

- Variable Tipo histológico (cualitativa nominal politómica discreta, independiente).

Es la identificación de una enfermedad mediante el examen de células o tejidos al microscopio.

Las variables se operacionalizaron como a continuación se expresa:

- Categorías:
    - ✓ carcinoma de células escamosas
    - ✓ adenocarcinoma
    - ✓ carcinoma de células pequeñas
    - ✓ carcinoma de células grandes
    - ✓ carcinoma adenoescamoso (mixto)
    - ✓ carcinoma sarcomatoide
    - ✓ tumor carcinoide

Expresión final de la variable: se considera según lo descrito en la historia clínica y el protocolo de necropsia.

- Variable etapa clínica del Carcinoma de pulmón. Cualitativa nominal politómica discreta, independiente.

Es el período o fases del desarrollo de una lesión maligna en un individuo, con características propias, que lo diferencian de los demás períodos del desarrollo.

- Categorías:
    - ✓ Tumor

- ✓ ganglios linfáticos regionales
- ✓ metástasis a distancia.

Las variables se operacionalizaron como a continuación se expresa:

- Categorías: I, II, III, IV

Expresión final de la variable: Según la clasificación TNM. Se considera según lo descrito en la historia clínica.

Aspectos éticos

No se incluyeron los nombres de los pacientes, sus iniciales, ni los números que se les asignó en la necropsia, para cuidar la confidencialidad de la información. La información ha sido utilizada solamente con fines científicos.

Etapas de la investigación:

La investigación se dividió en dos etapas, la etapa diagnóstica o de recogida de la información y la etapa de evaluación final.

Etapa diagnóstica: Para realizar esta primera etapa se le comunicó y solicitó autorización a la jefa de departamento de Anatomía Patología para tener acceso a los protocolos de necropsia de los años comprendidos en el estudio y obtener la población y la muestra de estudio y a la jefa del departamento de archivo para la recogida de la información de las historias clínicas.

Etapa de evaluación final

Los datos primarios recogidos y registrados en tablas y graficas se distribuyeron según la operacionalización de las variables antes propuestas, se evaluó los resultados, se realizó el análisis y la discusión de los mismos y arribó a conclusiones.

Métodos

Métodos empíricos

- Análisis documental: se realizó la revisión de las Historias clínicas, el registro de cáncer y el de fallecidos, con el objetivo de obtener los datos necesarios para la investigación.

Métodos teóricos

- Histórico-lógico para el análisis de la literatura y documentación especializada, con el objetivo de examinar los antecedentes históricos que caracterizan al objeto de estudio hasta la actualidad.
- Deductivo- inductivo: para inferir en los resultados obtenidos de la investigación, así como, para reagrupar toda la información obtenida y precisar el estado actual del problema y su comportamiento.
- Análisis y síntesis: permitió estudiar la influencia de cada variable.

Técnicas y procedimientos

Técnica de obtención de la información

En el Hospital General Docente "Dr. Agostinho Neto" se realizó el análisis de los documentos necesarios (Historias clínicas e informes de autopsias) y la revisión extensa y actualizada sobre el tema en la red electrónica disponible para los profesionales de la salud (Infomed), Google académico y la bibliografía disponible.

Posteriormente se recolectó los datos de cada ficha personal según lo determinado en la planilla de vaciamiento previamente confeccionada y la operacionalización de las variables, para la obtención de los datos primarios.

Técnicas de análisis y procesamiento

Todos los datos recogidos se trasladaron a una hoja de registro se tuvo como guía la encuesta aplicada para la recogida de la información.

Se utilizó como medida de resumen de variables cuantitativas en número y en porcentaje.

Análisis y procesamiento

La información captada mediante este estudio cuenta con variables nominales agrupadas en categorías, en lo posible mutuamente excluyente, para la adecuada presentación en forma tabular o gráfica.

Se utilizó como medio de análisis aquellos determinados por la estadística descriptiva. Estos datos fueron presentados en cuadros gráficos, discutidos comparándolos con los resultados de otros autores publicados en las referencias bibliográficas, que se obtuvieron a través de la búsqueda electrónica, auxiliándose de las técnicas informáticas (Revistas electrónicas, MEDLINE, LILACS, GOOGLE, HINARIS etc.), procesados mediante programas de Microsoft Word y Epi info. Se arribó a conclusiones y emitió recomendaciones.

ANÁLISIS Y DISCUSIÓN DE RESULTADOS

El carcinoma de pulmón constituye un serio problema de salud y una de las principales causas de mortalidad en todo el mundo. A pesar de que con frecuencia se considera que la enfermedad es un problema del primer mundo, en realidad más de la mitad de todos los tumores malignos son reportan en países en vía de desarrollo, donde los recursos disponibles para la prevención, el diagnóstico y el tratamiento son restringidos.

Actualmente el carcinoma pulmonar es el tercer tipo de cáncer con mayor frecuencia y la primera causa de muerte en las Américas, con 324.000 nuevos casos y cerca de 262.000 muertes cada año. En la población masculina las más altas tasas de incidencia y mortalidad se registran en países como Uruguay, Estados Unidos y Cuba y las menores en Centroamérica y Bolivia. Según las proyecciones en el año 2030 se presentarán más de 541.000 nuevos casos y alrededor de 445.000 difusiones por cáncer de pulmón en las Américas.(21)

Distribución según grupo de edad.

El carcinoma de pulmón ocurre principalmente en personas de edad avanzada. La mayoría de las personas diagnosticadas con carcinoma de pulmón tienen 65 años o más, un número muy pequeño de personas tienen menos de 45 años. La edad media de las personas en el momento del diagnóstico es aproximadamente de 70 años, cifras estas reportadas por la OMS y que coinciden con la mayoría de los países. (21)

Tabla 1. Distribución según grupo de edad. Caracterización clínico patológica de fallecidos necrosados con carcinoma de pulmón en el Hospital General Docente Agustino Neto.2017-2020.

Grupo de edad	Número	%
Grupo 1(20-50)	4	3.5
Grupo 2(51-81)	63	55.3
Grupo 3(+ 81)	47	41.2
Total	114	100

Fuente: Protocolos de necropsia.

En este estudio el grupo de edad de mayor número fue entre 51 y 81 años con 63 fallecidos para 55.3%, seguido por el grupo de edad mayor de 81 años con 47 fallecidos para 41.2%. (Tabla 1)

Según estimaciones de la O.N.E. para 2019, la población de 65 años o más correspondería al 11,6 % del total y la de 60 años o más, al 16,3 %, por lo que hace que Cuba sea el segundo país más envejecido de América Latina después de Uruguay. A su vez, con el correr de las décadas, se observa un paulatino descenso de la población entre 0 a 14 años, que representa el 18,2 %. La edad promedio de la población es de 37,3 años, con unos 38 años para las mujeres y 36,6 para los hombres. (22)

Recientes estudios han confirman que para el año 2025, la isla será el país más envejecido de la región y uno de los 25 más envejecidos en todo el mundo. En la región, Cuba integra junto a la Argentina, Chile y Uruguay, el grupo de países con una transición demográfica avanzada, caracterizada por poblaciones con natalidad y mortalidad moderada o baja, lo que se traduce en un crecimiento natural bajo, del orden del 1 %.[22]

En Cuba el cáncer constituye uno de los problemas más relevantes para la salud pública.En el período estudiado los tumores malignos fueron la segunda causa de muerte en Cuba en todas las edades, en el año 2017 con 25232 casos con una tasa de 224,4%, cifras que fueron incrementando hasta que en el año 2020 se presentaron cifras de 26289 casos para una tasa de 234,7%, con predominio siempre del grupo de edad mayores de 40 años. Con cifras mucho mayores en el caso de los mayores de 60 años con monto de 19894 personas. [9]

Comportamiento similar se presenta en la provincia de Guantánamo donde los tumores malignos ocupan la segunda causa de muerte en el período en estudio con un promedio de 866 casos para una tasa de 22,41%, predominó el grupo de edad mayor de 40 años y en específico los mayores de 60 años con 681 casos para una tasa de 78,63%.[9]

Los tipos de cáncer diagnosticados con mayor frecuencia en los hombres son el de próstata (21,7%), pulmón (9,5%) y colorrectal (8,0%). En las mujeres, los cánceres más frecuentes son de mama (25,2%), pulmón (8,5%) y colorrectal (8,2%), pero de los de mayor mortalidad se encuentra el carcinoma de pulmón. [9,10]

El Doctor Roberto Gonzáles, del Hospital del Sistema Público de Salud de Chile, el cual realizó un estudio descriptivo de caracterización, estadificación y supervivencia en fallecidos con cáncer de pulmón entre los años 2010 y 2019, en el cual el mayor número de su muestra estudiaba en la distribución por la edad eran los mayores de 61 años con 61.4%. [23]

La doctora Adriana Cabo García y colectivo, del hospital general docente" Dr. Juan Bruno Zayas Alfonso, de Santiago de Cuba", realizó un estudio descriptivo sobre Aspectos clínicos y epidemiológicos en pacientes con cáncer de pulmón de 125 pacientes, en el período 2015 a 2016 y en dicho estudio el mayor número de pacientes fueron del grupo de edad comprendida entre 51-69 años (90 pacientes para un 72,0%) [24]

En el estudio realizado por Odalis machandi Thomas, sobre la caracterización demográfica de la provincia de Guantánamo de 2013 a 2017, se evidenció que la provincia de guantánamo posee más del 15% de la población de 60 años y más, respecto al total. [25]

Al analizar la información anteriormente planteada, se puede resaltar que incrementa el riesgo de carcinoma de pulmón según se incrementa la edad, lo que es muy importante, dado el envejecimiento de la población actual, que coincide con el incremento del diagnóstico de carcinoma de pulmón y su alta mortalidad en el período en estudio.

Distribución según características socio demográficas.

Las características sociodemográficas, son las características generales de un grupo poblacional. Estos rasgos dan forma a la identidad de los integrantes de esta agrupación poblacional.

El estudio sociodemográfico permite conocer la estructura y dinámica de una población, así como identificar los recursos necesarios para la proyecciones de planes de desarrollo y acciones futuras que potencien a su vez, el bienestar de la población en un territorio determinado. Es por tanto imprescindible el estudio de las variables demográficas para caracterizar la muestra estudiada y de determinar la interrelación entre esta y su propio desarrollo.

Tabla 2. DISTRIBUCIÓN según características socio demográficas.

		Número	Porciento
Residencia	Rural	18	15.8
	Urbana	96	84.2
Hábito de fumar	Si	8	7.0
	No	106	93
APF de carcinoma de pulmón	Si	10	8.8
	No	104	91.2
Ocupación	Trabajador	77	67.51
	Jubilado	28	24.6
	Estudiante	--	--
	Ama de casa	7	6.14
	Desocupado	2	1.75

Fuente: Historias clínicas.

En este estudio se analizó el comportamiento de las variables sociodemográficas (Residencia, hábito de fumar, antecedentes patológicos familiares de carcinoma de pulmón y ocupación) en los fallecidos necrosados en el Hospital General Docente, en el período 2017 a 2020 con carcinoma de pulmón ya diagnosticado antes de su fallecimiento y su relación entre ellas.

Residencia

La población del país se distribuye en ciudades y pueblos de carácter urbano; las provincias con más bajos índices de urbanidad son Las Tunas (62,2 %) y Guantánamo (60,5 %), y mientras que el 100 % de población de la provincia de La Habana es urbana, seguida de Matanzas con 82,2 %. El municipio Maisí es el más rural 91.59 % en 2019. [10]

Se observó en este estudio que un 84.2% de los fallecidos con carcinoma de pulmón tenían procedencia urbana (municipio Guantánamo) y solo 15.8% provenían de las zonas rurales. (Tabla 2). El período en estudio en Cuba coincide la mayor incidencia de defunciones se presenta en las zonas urbanas con 88174 casos para una tasa de 83.03% y con el número de pobladores en la zona urbana de la provincia de Guantánamo.[9]

A pesar del porcentaje de población urbana, la población rural está distribuida en prácticamente todos los municipios, y se concentra en algunos que conforman espacios de particular interés. Son 32 (19 %) los municipios con más del 50 % de su población rural, y como característica histórica la mayor concentración de ellos se encuentra en las montañosas provincias orientales, Guantánamo, Granma y Santiago de Cuba, en ese orden.[9,10]

No obstante, porcentajes muy altos de población rural se encuentran en municipios de_llanuras de la parte occidental y centro-oriental del país. Son ejemplos de ellos los contiguos municipios tabacaleros del extremo sur-occidental de la isla de Cuba, San Juan y Martínez y San Luis con 65,46 % y 75,74 % de población rural respectivamente, y los también contiguos municipios de Najasa con 78,95% y Jimaguayú con 83,70 % en la provincia de Camagüey. (9,10)

Tomando en cuenta la información publicada en el Anuario Estadístico de Guantánamo del año 2019, la población en el período estudiado era de 227112 como promedio y su distribución según lugar de residencia fueron de 110074,8 en la zona urbana y 8778 en la rural como promedio, siendo evidente que la mayor población según la distribución territorial en la provincia de Guantánamo se encuentra en el área urbana en el período estudiado. (9)

El Licenciado Alexei Santana Galano, la Doctora Soraya Teherán Plumier, entre otros, realizaron un estudio sobre la mortalidad por cáncer en población adulta de Baracoa, en 4234 pacientes, donde el cáncer de pulmón sigue siendo la neoplasia más letal en el período de 2001 hasta 2010, afectándose significativamente además, los adultos intermedios. (26)

El doctor Alfredo Rousseaux Modesí, Leonel Blanco García y otros, realizaron un trabajo investigativo sobre la mortalidad por tumores malignos en el policlínico 4 de Abril, del municipio de Guantánamo en el año 2013, con el objetivo de caracterizar el comportamiento de la mortalidad por tumores malignos en dicha área de salud, con una población de 327 fallecidos y dentro de los tumores más frecuentes fue el cáncer de pulmón y de próstata, con necropsias realizadas y diagnósticos confirmados. La mayoría tenían más de 60 años, con una tendencia a incrementar a medida que transcurrió los años en el período que estudiaron. (27)

Hábito de fumar

El hábito de fumar es uno de los factores de riesgo principales que predispone a padecer carcinoma de pulmón. En Estados Unidos está vinculado entre un 80 a 90% el habito de fumar a las muertes por dicha enfermedad. El consumo de productos del tabaco, como puros, pipas, también aumenta el riesgo de padecer carcinoma de pulmón. (4)

El riesgo se incrementa con el incremento de la edad de las personas con dicho hábito y con la cantidad de cigarrillos que fuma en el día. Dejar de fumar a cualquier edad disminuye el riesgo de padecer carcinoma de pulmón.

El humo de segunda mano y las nocivas sustancias químicas que hay en el cigarrillo, son causas conocidas de enfermedades cardiovasculares, accidentes cerebros vasculares y cáncer de pulmón en adultos no fumadores.

Es necesario señalar que en la muestra estudiada, los más afectados fueron los fallecidos no fumadores, con un porcentaje de 93%, no coincidiendo con otras investigaciones que se encontraron, ni con las referidas en este texto. Esto hace reflexionar sobre qué factores etiológicos y demográficos se hacen más notable en la muestra de estudio que predispuso al carcinoma de pulmón. (Tabla 2)

Cuba es el primer consumidor per cápita de cigarrillos en América, tiene una tasa de incidencia en este hábito muy alto, tanto para el sexo femenino, como masculino y en el caso del femenino se compara con cifras internacionales. En su generalidad 60% de los hombres y el 40% de las mujeres que fuman, consumen más de 20 cigarrillos al día. [28]

La doctora Adriana Cabo García, del hospital general docente" Dr. Juan Bruno Zayas Alfonso, de Santiago de Cuba", realizó una investigación, donde el mayor número de pacientes eran fumadores, representados por 122 para un 97,6%, de los cuales 73,8% consumían más de 20 cigarrillos al día y 89,3% tenían más de 30 años fumando antes del diagnóstico. [24]

Antecedentes patológicos familiares de carcinoma de pulmón.

El papel de los factores hereditarios es menos entendido para el cáncer de pulmón que para otros tipos de cáncer. Aunque no existe ninguna alteración genética concluyente que defina el riesgo de padecer cáncer de pulmón, numerosos estudios sugieren que los familiares de primer grado tienen un incremento del riesgo de desarrollar cáncer de pulmón.

Los factores analizados en este estudio, los fallecidos más afectados fueron los no fumadores y los que no presentaban antecedentes patológicos familiares de carcinoma de pulmón, con un porcentaje de 93% y 91.2% respectivamente.

Un meta análisis de 28 estudios de casos-control y 17 estudios de cohortes observacionales mostró un incremento del riesgo de cáncer de pulmón asociado con tener un familiar afecto (riesgo relativo 1,8, 95% CI 1,6-2,0). El riesgo era mayor en familiares con parientes diagnosticados de cáncer de pulmón a edades tempranas y con múltiples miembros de la familia afectos.[29]

Otros estudios han encontrado un riesgo de cáncer de pulmón menor pero todavía significativo en familiares de segundo y tercer grado, sobre todo cuando se asocia a otros factores medio ambientales, tales como el hábito de fumar, exposición a sustancias como el radón y la exposición a radiaciones que son cancerígenas. (9,10)

Lo anteriormente expuesto coincide con estudio realizado por la Dra Ana Esther Jiménez Massa, en el Hospital de Salamanca, ya que en los factores de riesgo predominó el de antecedentes familiares de primer y segundo grado de cáncer de pulmón y también de personas con antecedentes de haber padecido otros tipos de cáncer en años anteriores, la mayoría con antecedentes de ser fumadores o exfumadores. (30)

La Doctora Adriana Cabo García, en su investigación sobre Aspectos clínicos y epidemiológicos en pacientes con cáncer de pulmón, 83 de la muestra figuraba el antecedente familiar de cáncer de pulmón, para 66,0%, mientras que 34,0% no lo presentaba, siendo familiares de primer grado los afectados. (24)

Este estudio no coincide con lo declarado por las investigaciones citadas anteriormente ni por lo publicado por la OMS, dado que en la muestra estudiada predominó los fallecidos sin antecedentes patológicos familiares de cáncer de pulmón ni fumadores.

Ocupación

El número de personas que trabajan en Cuba aumentó en 2019, el favorable comportamiento del año precedente, cuando por primera vez la "curva" subió tras decrecer por tres calendarios consecutivos. El incremento fue de 102 520, muy superior al del 2018 (apenas 7

900), según reveló la Oficina Nacional de Estadística e Información (ONEI). [9,22]

Se trata de una buena noticia sobre todo si tenemos en cuenta que los ocupados en la economía representan solo el 41% del total de la población. [10]

En la muestra en estudio predominaron los fallecidos trabajadores con 77 casos para un 67.54%, seguidos de los jubilados con 28 casos para 24.57%. (Tabla 2)

A la fuerte tensión que impone de por sí la propia dinámica demográfica, que se manifiesta en las bajas tasas de fecundidad y una alta esperanza de vida, se le suma los que por diversos motivos no se incorporan al trabajo.

Las cifras publicadas en la edición del 2022 del Anuario Estadístico de Cuba indican crecimientos tanto en el sector estatal como en el no estatal. Un dato interesante es la cantidad de trabajadores contratados por el Estado, que aumenta (11 547 más que los contabilizados en 2018) luego de descender durante los últimos años. [10]

En Guantánamo prevalecieron las personas en edad laboral para un total de 142396,5 (incluyendo a los hombres de 17-64 años y a las mujeres de 17-59 años) y fuera de la edad laboral 84715,5 como promedio en el período que se estudió. [10]

Los factores ocupacionales constituyen la segunda causa en importancia del Carcinoma de pulmón. Diversos estudios indican que entre el 9 y el 15% de estos tumores diagnosticados en hombres y en torno al 5% de los que asientan en mujeres pueden ser atribuidos a la inhalación de sustancias cancerígenas en el medio laboral. (31,32)

De entre un gran número de sustancias, el asbesto es considerado como el carcinógeno ocupacional más importante. La exposición puede ser directa, en minas e industrias (textiles, talleres de automóviles, cementos, aislantes, astilleros, etc.) o indirecta, en el domicilio, a través de ropas impregnadas. (4)

Se ha calculado para España que un 4% de los carcinomas de pulmón están relacionados con este mineral. La posibilidad de desarrollar un tumor se vincula, especialmente, con el empleo de fibras anfíboles, con la intensidad y la duración de la exposición al asbesto. Además, el riesgo es mayor con la exposición concomitante al humo del tabaco. (33, 34)

Los datos analizados anteriormente coinciden con la muestra en el período estudiado. En la provincia de Guantánamo hay presencia de fábricas que aunque se encuentran en áreas rurales y otras en la periferia de la ciudad, se encuentran localizadas cercanas a poblaciones muy numerosas, por lo que estas últimas están expuestas a sustancias cancerígenas como son los minerales radiactivos, sustancias químicas inhaladas tales como el arsénico, berilio, cadmio, sílice, cloruro de vinilo, compuestos de níquel, compuestos de cromo, productos de carbón, productos de la combustión de diésel y radón.

En años recientes el gobierno y la industria han tomado medidas para ayudar a proteger a los trabajadores de muchas de estas exposiciones, pero también se debe tener en cuenta la población aledaña a dichas instituciones que están expuestas a su vez a los riesgos que dichas industrias representan.

Al analizar estos datos de conjunto (Distribución según características socio demográficas) con respecto a la distribución según ocupación y el lugar de procedencia (Tabla 2), en las cuales tuvieron alta frecuencia los fallecidos con Carcinoma de pulmón de procedencia rural, trabajadores y jubilados, es relevante tener en cuenta factores de riesgo en el ámbito laboral en la zona urbana que predispone o influye considerablemente en la predisposición del carcinoma de pulmón.

Si bien en este estudio, no se puedo ser específico del lugar o trabajos que realizaban los fallecidos del estudio, por la ausencia de esos datos en la historia clínica, es muy importante tener en cuenta la exposición a factores que predisponen al carcinoma de pulmón en los trabajadores urbanos, ya que ellos predominaron en el estudio.

Esto hace reflexionar en las fuentes de trabajo que se encuentran en la ciudad de Guantánamo y los factores ocupacionales perjudiciales que pudieran influir en la predisposición al carcinoma de pulmón, en los cuales se encuentran dentro de las más frecuentes los trabajadores del MINSAP, educación, Juristas, suministro de electricidad, gas y agua, construcción, choferes, hoteles y restaurantes, economía y comercio, deporte y cultura, policías, trabajadores de comunales y cuenta propistas.

En la ciudad, la contaminación del aire (especialmente las cercanas a carreteras con mucho tráfico) parece aumentar el riesgo de carcinoma de pulmón, algunos investigadores calculan que a escala mundial alrededor del 5% de todas las muertes por carcinoma de pulmón se pueden deber a la contaminación del aire exterior y el aire contaminado por la combustión del diésel u otros derivados del petróleo que son liberados por los vehículos presentes en la ciudad. (31,32)

Distribución según tipo histológico.

Se caracteriza las células y el tejido canceroso al microscopio según las características histológicas, lo que permite clasificarlo y esto da una idea de cuán rápido se podría multiplicar y diseminar dichas células. Esto se realiza con fines diagnósticos y/o pronósticos.

Tabla 3. Distribución según tipo histológico.

Tipos histológicos	**Número**	**%**
Carcinoma de células escamosas	52	45.6
Adenocarcinoma	40	35.1
Carcinoma de células pequeñas	15	13.2
Carcinoma de células grandes	7	6.1
Total	114	100

Fuente: Historias clínicas y protocolos de necropsia.

Se observó que en el estudio que el 45.6% de los fallecidos necrosados fueron diagnosticados con Carcinoma de células escamosas, el 35.1% con Adenocarcinoma y solo el 6.1% con Carcinoma de células grandes. Por lo que coincide con la mayoría de los estudios que se encontraron y se comentan a continuación.

Según la OMS el carcinoma de pulmón más frecuentes es el Carcinoma de pulmón de células no pequeñas con alrededor del 80 a 85% de los casos y entre el 10 al 15% son carcinomas de pulmón de células pequeñas. [7]

Estudio realizado en el Hospital Nacional Sur Este estado de Cusco en pacientes diagnosticados con carcinoma de pulmón los tipos histológicos más frecuentes fueron el Adenocarcinoma con 72.22% y el carcinoma de células pequeñas se presentó en el 5.5%.[35]

Estudio realizado en el Policlínico Universitario Fermín Valdez Domínguez de Viñales año 2022, fue el más frecuente el Carcinoma de células no pequeñas con un 61.54%, no especificándose el tipo histológico. [36]

La doctora Adriana Cabo García y colectivo, del hospital general docente" Dr. Juan Bruno Zayas Alfonso, de Santiago de Cuba", en su investigación sobre Aspectos clínicos y epidemiológicos en pacientes con cáncer de pulmón el tipo histológico más frecuente fue el Adenocarcinoma de pulmón. [24]

Distribución según etapa clínica.

La etapa clínica del carcinoma de pulmón permite cuantificar la agresión de la enfermedad, el intercambio de información, la elegibilidad quirúrgica, diseñar el tratamiento, valorar resultados al término del tratamiento y el seguimiento de la enfermedad. [20]

Se considera siempre a partir del diagnóstico citohistológico. La clasificación TNM de los tumores malignos describe la extensión del cáncer en el cuerpo de un paciente. T describe el tumor primario. N evalúa las regionales linfáticas y M describe la metástasis. [20]

Tabla 4. Distribución según etapa clínica

Etapa clínica	Número	%
II	5	4.4
III	100	87.7
IV	9	7.9
Total	114	100

Fuente: Historias clínicas.

Se observó en el estudio que el 87.7% de los fallecidos necrosados con Carcinoma de pulmón se diagnosticó en estadio III, 7.9% en estadio IV y en estadio I, no fue diagnosticado ningún fallecido.

Estudio realizado en el Hospital Nacional Sur Este estado de Cusco en pacientes diagnosticados con Carcinoma de pulmón la etapa clínica más frecuente fue el estadio IV al momento del diagnóstico con un 61.11% y un 16.67% en el estadío III. [(35)]

En el instituto Nacional de enfermedades neoplásicas Lima, Perú se realizó estudio sobre el Cáncer de pulmón, una revisión sobre el conocimiento actual, métodos diagnósticos y perspectivas terapéuticas en el cual la etapa clínica más frecuente fue el estadio III y IV. [(37)]

En el Policlínico Universitario Fermín Valdez Domínguez de Viñales se realizó la Caracterización de pacientes con cáncer de pulmón. Al momento del diagnóstico se encontraron en la etapa III 42,31% con 22 casos y en la etapa IV fueron 32,69%.[(36)]

La doctora Adriana Cabo García y colectivo, del Hospital General Docente" Dr. Juan Bruno Zayas Alfonso, de Santiago de Cuba", realizó un estudio descriptivo sobre Aspectos clínicos y epidemiológicos en pacientes con cáncer de pulmón un elevado porcentaje correspondió al estadío IV de la enfermedad. [24]

En este sentido, se tiene en cuenta los planteamientos del Dr. Luis Paz-Ares, jefe del Servicio de Oncología Médica del Hospital 12 de Octubre (Madrid) y presidente de la Fundación Oncosur, que ha explicado los principales problemas asociados al cáncer de pulmón: la alta incidencia y el diagnóstico tardío.

Y con respecto a esto expresó: "Es el tumor más mortal en el mundo occidental, casi 2 millones de personas mueren por esta causa, asociada sobre todo al tabaco. Es importante empezar a detectarlo antes, puesto que si diagnosticásemos todos los tumores de pulmón con menos de un centímetro, el 90% de los casos se curarían".[6]

Se hace necesario por tanto, crear nuevas estrategias que favorezcan el diagnóstico precoz del cáncer de pulmón, que permita así disminuir la mortalidad por esta enfermedad, que tantas vidas afecta anualmente, a pesar del amplio conocimiento que se tiene de la misma y de sus factores de riesgos.

Distribución según relación de las características clínica patológicas.

Relación de las características clínicas patológicas es muy necesaria dado la alta frecuencia de enfermedades cancerígenas que afectan a la población y el incremento de la mortalidad por dicha causa.

Por ello la mejor vía para hacerle frente a esta enfermedad es juntar esfuerzos de todos los profesionales que cada día trabajan en su diagnóstico y tratamiento.

Tabla 5. Distribución según relación clínica patológica.

Etapa clínica	Tipos histológicos								No.	%
	Carcinoma de células escamosas		Adenocarcinoma		Carcinoma de células pequeñas		Carcinoma de células grandes			
	#	%	#	%	#	%	#	%		
II	3	2.6	--	--	2	1.8	--	--	5	4.4
III	48	42.1	36	31.6	13	11.4	3	2.6	100	87.7
IV	1	0.9	4	3.5	--	--	4	3.5	9	7.9
Total	52	45.6	40	35.1	15	13.2	7	6.1	114	100

Fuente: Historias clínicas y protocolos de necropsia.

La relación de las características clínicas patológicas facilita el conocimiento de situaciones especiales, se establecen planes específicos, se orientan los procedimientos diagnósticos y se puede dar seguimiento activo. Por tal motivo su intención es favorecer la calidad de vida de las personas con cáncer a través de acciones que faciliten la accesibilidad de la asistencia médica.

En el estudio se observó que la etapa clínica III fue la más frecuente en los fallecidos necrosados con Carcinoma de pulmón, correspondientes a los tipos histológicos: Carcinoma de células escamosas con 42.1%, Adenocarcinoma con 31.6% y solo el 4.4% los fue en etapa clínica II, correspondientes a los tipos histológicos: carcinoma de células escamosas y el carcinoma de células pequeñas con 2.6% y 1.8% respectivamente.

Con el objetivo de estudiar, diagnosticar y tratar el carcinoma de pulmón es de vital importancia la combinación de las características clínicas y el diagnóstico anatomopatológico para ofrecer los mejores resultados y así aplicar tratamiento oportuno y mejorar la calidad de vida de los pacientes y en otros casos reducir o retrasar el crecimiento cancerígeno.

Cuando el carcinoma de pulmón se diagnostica en etapa clínica III ya los ganglios linfáticos cercanos se encuentran invadidos por el tumor, es decir es una enfermedad tumoral localmente avanzada. Las posibilidades que se haya diseminado es mayor, eso disminuye la posibilidad de que el tumor se pueda extirpar con cirugía y es posible que deba tratarse con una combinación de quimioterapia y radiación seguida de inmunoterapia, lo que influye en la mortalidad elevada por dicha enfermedad. (20)

Los medicamentos que se utilizan para el tratamiento del Carcinoma de pulmón presentan beneficios para el paciente pero, también pueden producir efectos adversos, además que disminuye la supervivencia, siendo de 5 años el 37% de los pacientes diagnosticados en estadio III y el 9% para los diagnosticados en estadio IV de la enfermedad según la Asociación americana del cáncer. (20)

CONCLUSIONES

Se caracteriza los fallecidos necrosados con carcinoma de pulmón en el Hospital General Docente "Dr. Agostinho Neto" en el período en estudio, teniendo en cuenta la edad, factores sociodemográficos, tipo histológico más frecuente y su relación con la etapa clínica al momento del diagnóstico, llamando la atención el predominio de los factores de riesgo en el ámbito ocupacional, el tipo histológico carcinoma de células escamosas y su diagnóstico en estadios avanzados de la enfermedad, lo que favorece a determinar rasgos comunes en la muestra de estudio.

RECOMENDACIONES

Con los resultados de la investigación se evidencia la necesidad de implementar nuevas estrategias que potencien el diagnóstico precoz del carcinoma de pulmón, para disminuir la mortalidad por esta enfermedad y así mejorar la calidad de vida de los pacientes, la familia y la población en general, y sin dudas influir positivamente en la economía del país.

REFERENCIAS BIBLIOGRÁFICAS

1. Torres Vaca M, Zarco Villavicencio A, Peña Rodríguez S, López Hernández MA, Briones Quiroz MS. Manual para la exploración de los campos pulmonares [Internet]. 1.ª ed. México : Universidad Nacional Autónoma de México; 2022 [Citado 2024 abr 19] Disponible en: https://www.zaragoza.umam.mex

2. Castañeda C. Microbiota intestinal y los primeros 1000 días de vida. Rev. Cuban Pediatr. [Internet]. 2021 [Citado julio 3 2021]; 93(3):e1382. Disponible en: https://revpediatria.sld.cu/index.php/ped/article/view/1382/823

3. Castañeda C. La Microbiota intestinal. Capítulo 2. En: Microbiota intestinal humana y sus desafíos. Quito: Ed. El Siglo; 2020. [citado 2020 dic] Disponible en: http://scielo.sld.cu/scielo.php?script=sci_arttext&pid=S003475312021000400012

4. García-Rodríguez M, Benavides-Márquez A, Ramírez-Reyes E, Gallego-Escobar Y, Toledo-Cabarco Y, Chávez-Chacón M. El cáncer del pulmón: algunas consideraciones epidemiológicas, del diagnóstico y el tratamiento. Archivo Médico Camagüey [Internet]. 2018 [citado 19 Abr 2024]; 22 (5) :[aprox. 11 p.]. Disponible en: https://revistaamc.sld.cu/index.php/amc/article/view/5610

5. World Health Organization. Histological typing of lung tumors! s.f. ed. Geneva: Kreyberg; 2020. [citado 2021 dic] Disponible en: https://pubmed.ncbi.nlm.nih.gov/7064914/

6. Álvarez Matos Dunia, Nazario Dolz Ana María, Romero García Lázaro Ibrahim, Castillo Toledo Luis, Rodríguez Fernández Zenén, Miyares Peña María Victoria. Caracterización de los pacientes operados de cáncer de pulmón de células no pequeñas. Rev Cubana Cir [Internet]. 2020 Jun [citado 2024 Abr 19] ; 59(2): e962. Disponible en: http://scielo.sld.cu/scielo.php?script=sci_arttext&pid=S0034-74932020000200006&lng=es

7. OPS/OMS.Perfiles de país sobre cáncer, 2020. . [citado 2020 dic] Disponible en: https://www3.paho.org/hq/index.php?option=com_content&view=artic

8. Rodríguez Cruz AM. Cáncer de pulmón: primera causa de muerte en Cuba. Juventud Rebelde [Internet]. 2020 [citado 20 diciembre 2020];:1–2. Disponible en:

https://www.juventudrebelde.cu/cuba/2020-01-30/cancer-de-pulmon-primera-causa-de-muerte-en-cuba

9. Ministerio de Salud Pública. Anuario Estadístico de Salud. La Habana, 2020. [citado 2021 Feb] Disponible en:

https://salud.msp.gob.cu/wp-content/Anuario/Anuario-2020.pdf

10. Ministerio de Salud Pública. Anuario Estadístico de Salud. La Habana, 2022. [citado 2023 Marz] Disponible en: https://salud.msp.gob.cu/wp-content/Anuario/Anuario-2022.pdf.%20P%C3%A1g.%2050-70

11. Caron Girón J, Cuellar López D, Beltrán González BM, Hernández Ruiz RA, Acebo Rodríguez M, Águila Curbelo Y. Caracterización del cáncer pulmonar en adultos según variables clínicas y epidemiológicas. Rev Medicen Electró [Citado 2024 abr 19];*28*(1): 1-20 Disponible en: http://scielo.sld.cu/scielo.php?pid=S1029-30432024000100004&script=sci_abstract

12. Hernández Suarez N, Rabelo Dapino D, Sánchez Sandrino M, Rojas Morena B Hernández Díaz N. Caracterización clínica epidemiológica del cáncer del pulmón en pacientes atendidos. Rev. Cien Med Pinar del Río [Internet]. 2020 [Citado 2024 abr 19]; 24(1):21-28. Disponible en: http://scielo.sld.cu/scielo.php?script=sci_arttext&pid=S1561-31942020000100021&lng=es.

13. The World Health Organization histological typing of lung tumours. Second edition. American journal of clinical pathology [Internet]. 1982 [Citado 2024 ab 19]; 77(2): 123–136. Disponible en: https://pubmed.ncbi.nlm.nih.gov/7064914/

14. Travis WD, Brambilla E, Nicholson AG, Yatabe Y, Austin JHM, Beasley MB ,et al;. World Health Organization. Histological typing of lung tumors. [Internet]. 2015 [Citado 2024 abr 19]; 40(2): 90-7.] Disponible en:https://pubmed-ncbi-nlm-nihgov.translate.goog/?term=Beasley+MB&cauthor_id=26291008&_x_tr_sl=en&_x_tr_tl=es&_x_tr_hl=es&_x_tr_pto=sc

15. Barrionuevo Cornejo Carlos, Dueñas Hancco Daniela. Clasificación actual del carcinoma de pulmón. Consideraciones histológicas, inmunofenotípicas, moleculares y clínicas. Horiz. Med. [Internet]. 2019 Oct [citado 2024 Abr 19]; 19(4):74-83. Disponible en: http://dx.doi.org/10.24265/horizmed.2019.v19n4.11.

16. Cirión G, Herrera M. Anatomía Patológica: Temas para la citohistopatología. La Habana: Ecimed. [Internet]. 2010 [Citado 2024 abr 19]; Disponible en: http://www.ecimed.sld.cu/libros/page/24/?iwp_post=2011%2F04%2F17%2FDerecho%20de%20autor%20%2F101421&iwp_ids=10_1421

17. Ríos Hidalgo N. Patología General [Internet]. 1.ª ed. La Habana: Ecimed; 2014 [Citado 2024 abr 19] Disponible en: https://www.google.es/url?sa=t&source=web&rct=j&opi=89978449&url=https://instituciones.sld.cu/inor/files/2023/03/Patolog%25C3%25ADa-general.pdf&ved=2ahUKEwj0tPHorM6FAxXNpLAFHURhDygQFnoECB4QAQ&usg=AOvVaw0p7bm5UUz8qGc8079aO6Ke

18. Hurtado de Mendoza Amat J. Autopsia. Garantía de calidad en la medicina. [Internet]. 2da ed. La Habana: Editorial Ciencias Médicas; 2014. cap13 Anexos p. 183-185. Disponible en: http://www.bvscuba.sld.cu/libro/autopsia-garantia-de-calidad-en-la-medicina-2da-ed

19. Sainz Menéndez Benito. Tumores benignos y malignos del pulmón: Clasificación. Diagnóstico. Tratamiento. Rev. Cubana Cir. [Internet]. 2019 Dic [citado 2023 Abr 06]; 45(3-4) Disponible en:

20. https://instituciones.sld.cu/fcmdoct/files/2019/02/Clasificacion-diagnostico-de-tumoresbenignos-y-malignos-del-pulmon.pdf

21. OPS/OMS. Cáncer de Pulmón en las Américas.2022. [citado 2023 Abr 06]; Disponible en: https://www.paho.org/es/temas/cancer

22. Anuario Demográfico de Cuba. Enero-Diciembre 2022. . [citado 2023 Abr 06]; Disponible en: https://www.onei.gob.cu/anuario-demografico-de-cuba-enero-diciembre-2022

23. González R, Barra S, Riquelme A. Cáncer pulmonar caracterización, estadificación y supervivencia en el Hospital del sistema público de salud de Chile.Rev.med.Chile vol.150.1 [Internet]. 2022. [citado 2023 dic] Disponible en: https://www.scielo.cl/scielo.php?script=sci_arttext&pid=S0034-98872022000100007

24. Cabo García A, Del Campo Mulet E, Rubio González T, Nápoles Smith N, Columbie Reguifero JC. Aspectos clínicos y epidemiológicos en pacientes con cáncer de pulmón en un servicio

de neumología. MEDISAN [Internet]. 2018 Abr [citado 2024 Abr 19]; 22(4): 394-405. Disponible en: http://scielo.sld.cu/scielo.php?script=sci_arttext&pid=S1029-30192018000400009&lng=es.

25. Machandi Thomas O, Cristiá Lara S. Caracterización demográfica de la provincia Guantánamo (2013-2017). Rev Noved Poblac [Internet]. 2020 [Citado 2024 abr 19]; 16(31): 127-137. Disponible en: http://scielo.sld.cu/scielo.php?pid=S1817-40782020000100127&script=sci_arttext

26. Galano AS, Paumier ZT, Antúnez, MBP. Mortalidad por cáncer en población adulta de Baracoa. Rev Informa Cient [Internet]. 2011 [Citado 2024 Abr 19]; 69(1):1-11 Disponible en: https://www.redalyc.org/pdf/5517/551757298017.pdf

27. Rousseaux Modesi A, Blanco García L, Reyes Pacheco A, Sánchez Reyes R, Baglán Acosta B. Mortalidad por tumores malignos en el Policlínico Universitario¨ 4 de Abril¨ del municipio Guantánamo. Rev Info Cient [Internet]. 2013 [Citado 2024 abr 19]; 77(1):1-13 Disponible en: https://www.redalyc.org/pdf/5517/551757268013.pdf

28. Etienne CF. Control del tabaco en las Américas: ¿Qué hace falta? ¿Qué sigue? Rev Panam Salud Pública. [Internet]. 2022 [Citado 2024 abr 19]; 46:e160. https://doi.org/10.26633/RPSP.2022.160Disponible en: https://www.scielosp.org/article/rpsp/2022.v46/e160/es/

29. Cahuana Pinto, R. Revisión sistemática y metaanálisis sobre el riesgo de cáncer de pulmón en trabajadores de la industria de la construcción civil. [Internet]. Corporación Barranquilla Colombia Universidad de la Costa; 2020 [citado: 2024, abril] Disponible en: https://repositorio.cuc.edu.co/handle/11323/7082

30. Jiménez Massa AE. Cáncer de pulmón y citocinas: variantes clínicas y genéticas. [Tesis en opción al título de Doctor] [Internet]. Salamanca España, Universidad de Salamanca; 2011 [Citado 2024 abr 19] Disponible en: https://gredos.usal.es/handle/10366/83284

31. Gómez-Tejeda J, Tamayo-Velazquez O, Iparraguirre-Tamayo A, Dieguez-Guach R. Comportamiento de los factores de riesgo de la neoplasia de pulmón. Universidad Médica Pinareña [revista en Internet]. 2020 [citado 19 Abr 2024]; 16 (3) Disponible en: https://revgaleno.sld.cu/index.php/ump/article/view/568

32. Santos Concepción ID. Principales factores de riesgo en pacientes con cáncer pulmonar del Centro Oncológico Territorial de Holguín. 2020-2022 [Tesis en opción al título de Especialista de Primer Grado en Oncología Médica] [Internet]. Holguín Cuba Universidad Ciencias Médicas de Holguín; 2022 [Citado 2024 abr 19] Disponible en: https://tesis.hlg.sld.cu/index.php?P=FullRecord&ID=3214

33. Giraldo-Osorio A, Ruano-Ravina A, Rey-Brandariz J, Arias-Ortiz N, Candal-Pedreira C, Pérez-Ríos M. Tendencias en la mortalidad por cáncer de pulmón en Colombia, 1985-2018. Rev Panam Salud Publica. [Internet]. 2022 [Citado 2024 abr 19];46:e127 Disponible en: https://rochepacientes.es/cancer/pulmon/factores-riesgo.html

34. Zambrano Cedeño AA, Perero Cobeña YS, Castro Jalca J. Factores de riesgo del Cáncer de Pulmón: Impacto mundial en la población. Rev Hig de la Salud [Internet]. 2022 [Citado 2024 abr 19]; 7(2):13-31 Disponible en: https://biblat.unam.mx/es/revista/revista-higia-de-la-salud/articulo/factores-de-riesgo-del-cancer-de-pulmon-impacto-mundial-en-la-poblacion

35. Quispe Rodriguez GH. Cáncer de pulmón: características clínico epidemiológicas y sociodemográficas en el hospital Antonio Lorena del Cusco, 2015-2021 [Tesis en opción al título de Médico Cirujano] [Internet]. Cusco Perú, Universidad Nacional San Antonio Abad del Cusco; 2022 [Citado 2024 abr 19] Disponible en: http://repositorio.unsaac.edu.pe/handle/20.500.12918/6703

36. Pérez García S, Pérez García S, Ramos Cordero AE, Junco Labrador L, Hernández Gómez E Caracterización de pacientes con cáncer de pulmón en Policlínico Universitario “Fermín Valdés Domínguez “de Viñales. Rev Corr Cient Med [Internet]. 2022 ci 2024 abr 19]; *26*(2):1-11 Disponible en: https://www.researchgate.net/profile/Angel-Ramos-Cordero/publication/360669849_Caracterizacion_de_pacientes_con_cancer_de_pulmon_en_Policlinico_Universitario_Fermin_Valdes_Dominguez_de_Vinales/links/6284781b2ecfa61d330a9c85/Caracterizacion-de-pacientes-con-cancer-de-pulmon-en-Policlinico-Universitario-Fermin-Valdes-Dominguez-de-Vinales.pdf

37. Motta Guerrero R, Huerta-Collado Y, Failoc-Rojas VE, Cabezas Orellana DC, Leon Garrido-Lecca A, Calle-Villavicencio A, Torres-Mera A, Valladares-Garrido MJ, Aliaga Macha C, Carracedo C.

Perfil epidemiológico y molecular de pacientes con cáncer de pulmón en un centro oncológico referencial de Lima, Perú. . Rev. Cuerpo Med. HNAAA [Internet]. 5 de noviembre de 2023 [citado 19 de abril de 2024];16(3). Disponible en: https://cmhnaaa.org.pe/ojs/index.php/rcmhnaaa/article/view/1805

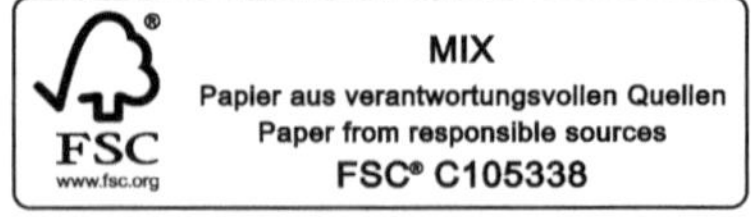

Printed by Books on Demand GmbH, Norderstedt / Germany